Pressão arterial elevada:

40 super-alimento que naturalmente irá diminuir a sua pressão arterial

Autor

Arnold Yates

Pressão arterial elevada

Tabela de conteúdos

Introdução

Pressão arterial refere-se à força exercida sobre as paredes das artérias quando o coração bombeia o sangue. A grande quantidade de força nas paredes das artérias durante um período contínuo de tempo é referida como pressão arterial elevada.

Pressão arterial alta ou hipertensão é um dos mais comuns problemas de saúde associados com as escolhas de estilo de vida. O problema é mais comum em adultos mais velhos do que nas gerações mais jovens.

Estimativas recentes pela Associação Americana de coração (AHA) indicam que 65 milhões de americanos adultos que traduzem a cerca de 1 em 3 pessoas têm pressão arterial elevada. A condição é mais comum e mais grave em populações afro-americanas, em comparação com a população caucasiana.

Pressão arterial elevada é igualmente prevalente em outras partes do mundo, e estima-se que mata 1 bilhão de pessoas no mundo. Com o estilo de vida moderno, pontuado por pobre comendo e estilos de vida sedentários, a prevalência de hipertensão arterial está aumentando gradualmente.

Pressão arterial normal é denotado como 120/80 mmHg. O número mais alto (120) refere-se a pressão arterial sistólica quando o coração bombeia com força o sangue através das artérias. A figura inferior dá uma leitura da pressão diastólica que é a pressão quando o coração descansa entre batidas.

Se a leitura da pressão arterial é consistentemente ligeiramente superior a 120/80 mmHg, a condição é referida como pré-hipertensão que coloca as pessoas em alto risco de contrair a pressão arterial elevada. Medidas devem ser tomadas para prevenir a hipertensão arterial de desenvolvimento na condição totalmente queimada.

Hipertensão arterial é diagnosticada a partir de uma leitura superior a 140/90 mmHg e é muitas vezes referida como o assassino silencioso e com razão. Ele vai mais frequentemente indetectado e não tem sintomas identificáveis abertamente. Profissionais médicos classificam a pressão arterial elevada em duas fases: fase I, alta pressão arterial de leituras de 140-159/90-99 e hipertensão estágio II de leituras 160/100 ou superiores. Pressão arterial está ligada a outros problemas de saúde graves, tais como acidente vascular cerebral, doença coronariana, insuficiência renal, infarto e outros problemas de saúde e riscos.

É importante que as pessoas com pressão arterial elevada compreender a condição e as maneiras através das quais podem gerir eficazmente a condição e também impedir que a condição se for caso disso. As informações também são úteis para cuidadores e pessoas que vivem com os pacientes de hipertensão arterial.

Capítulo um:

O que causa hipertensão arterial

As causas exatas da pressão arterial elevada não são conhecidas, mas um número de fatores foram identificado no desenvolvimento da condição.

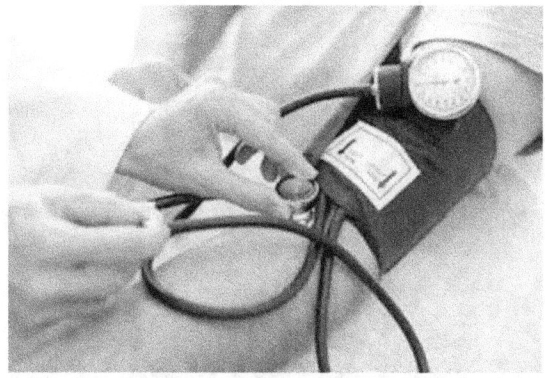

Fig.: Fazer medições de pressão arterial

Existem dois tipos de hipertensão arterial, dependendo da causa.

I. hipertensão essencial primária – a pressão arterial elevada que não tem uma causa identificável. No entanto pode ser vinculado a um número de fatores de risco e desenvolverá gradualmente ao longo dos anos.

II. secundária hipertensão – é a hipertensão arterial, causada por uma saúde subjacente. Hipertensão secundária frequentemente irá aparecer de repente e está ligada à maior pressão arterial, em comparação com hipertensão essencial. As condições mais comuns associadas com hipertensão secundária são defeitos congênitos de vasos sanguíneos, apneia obstrutiva do sono, problemas de tireoide, problemas renais e problemas da glândula adrenal.

Temos um olhar para as causas mais comuns de hipertensão arterial.

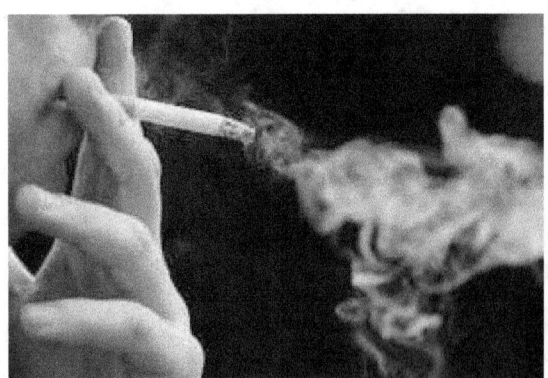

a) Fumar – o uso de tabaco por fumar ou mascar é conhecido por causar um aumento temporal dos níveis de pressão arterial. Nicotina juntamente com outras substâncias químicas do tabaco destruirá, a longo prazo, paredes arteriais, tornando as artérias para diminuir. O efeito resultante é que a pressão arterial tende a subir. Efeitos similares também são causados pelo fumo passivo.

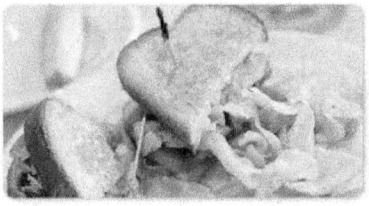

Uma dieta rica em sódio e baixo Põe-no valor nutricional Em maior risco de HBP.

b) dieta – a maioria dos restaurantes de fast-food, bem como comida cozida carregam uma dupla ameaça de causar obesidade devido ao teor de alto teor calórico e a ameaça de levar muito sal, uma vez que a maioria dos ingredientes são alimentos processados. Estas duas ameaças têm um profundo efeito sobre os níveis de pressão arterial.

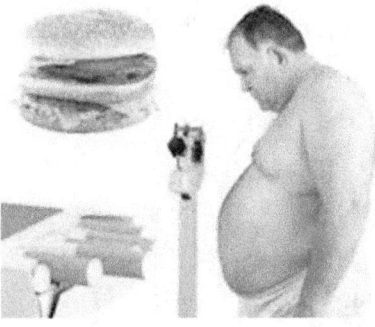

c) estar com sobrepeso ou obesidade aumenta o risco de desenvolver pressão arterial elevada. Um índice de massa corporal (IMC) entre 25 e 30 é considerado excesso de peso. Um índice de massa corporal acima de 30 é considerado obeso. Cerca de dois terços dos adultos americanos estão com sobrepeso ou obesidade. De uma em três crianças dos Estados Unidos 2 a 19 anos estão com sobrepeso ou obesidade. Excesso de peso aumenta a pressão sobre o coração, eleva os níveis de colesterol e triglicérides no sangue e reduz os níveis de HDL colesterol (bom). Ele também pode tornar mais propensos a desenvolver diabetes. Perder o mínimo possível de 10 a 20 quilos pode ajudar a reduzir sua pressão arterial e o risco de doença cardíaca. Com êxito e Sano perder peso — e mantê-lo — a maioria das pessoas precisa subtrair cerca de 500 calorias por dia, de sua dieta para perder cerca de 1 quilo por semana.

d) a falta de atividade física aumenta o risco de obesidade e hipertensão arterial. Pessoas que não são fisicamente ativas tendem a ter maiores taxas de coração. Hoje, rotinas diárias caracterizam-se por horas sentado em uma mesa usando computadores e navegar na internet, assistir programas de televisão e usando dispositivos de economia de trabalho inúmeras qual efeito em significa que você pode facilmente cair na inatividade. Mas tomar conta da sua aptidão acoplando no exercício pode ser uma das melhores maneiras de prevenir a hipertensão arterial.

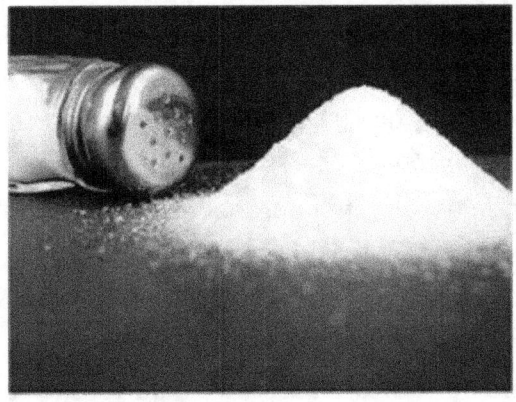

e) muito sal é associado com a alta incidência de hipertensão essencial. Sal faz seu corpo ficar com água. A água extra armazenada em seu corpo aumenta a sua pressão arterial. Pessoas hipertensas são sensíveis a altas quantidades de sal que eleva a pressão arterial devido à retenção de líquidos.

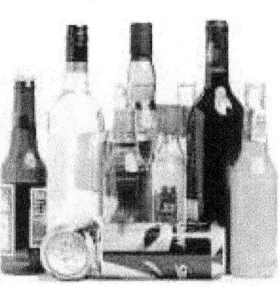

f) demais o consumo de álcool danifica o coração. Não deve ser mais do que dois drinques por dia para homens e mais de um bebem por dia para as mulheres. Repetido consumo excessivo de álcool pode levar a aumentos de longo prazo da pressão arterial. O álcool também contém muitas calorias e pode contribuir para o ganho de peso indesejado, um fator de risco para hipertensão arterial.

g) níveis alto estresse levam a aumento temporário na pressão arterial e podem exacerbar problemas em pessoas que já têm pressão arterial elevada. Em situações estressantes, o corpo produz hormônios que temporariamente aumentam sua pressão arterial, causando o seu coração bater mais rápido e seus vasos sanguíneos para restringir.

h) gênero é outra causa de hipertensão arterial. Homens mais adultos quando comparados com mulheres têm pressão arterial elevada. No entanto, as mulheres mais jovens entre as idades de 18 e 59 anos são mais prováveis em relação aos homens de idade semelhante para estar atento e procurar tratamento para a pressão arterial. As mulheres mais de 60 anos têm a mesma probabilidade como homens de estar ciente de e procuram tratamento para pressão alta. A única diferença é que o controle da pressão arterial é menor em mulheres mais de 60 anos do que em homens da mesma faixa etária.

i) genética fatores – fatores genéticos provavelmente jogar algum papel na pressão arterial elevada, doença cardíaca e outros relacionados com as condições. Foram identificados vários genes que causam pressão arterial elevada, especialmente aqueles que alteram o sistema renina-angiotensina. No entanto, também é provável que pessoas com histórico familiar de hipertensão arterial compartilham ambientes comuns e outros potenciais factores que aumentam o seu risco.

O risco para a hipertensão arterial pode aumentar ainda mais quando a hereditariedade combina com escolhas de estilo de vida saudável, tais como fumar cigarros e comer uma dieta saudável.

j) família história de hipertensão arterial – você é mais provável conseguir a pressão de sangue elevada se outros membros da sua família tem, ou tiveram, pressão arterial elevada.

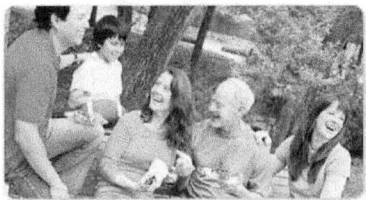

Cor dos olhos não é sua única
É hereditário. Você pode
Partilhar também um risco para HBP

Membros da família têm muito em comum. Eles compartilham genes, comportamentos, estilos de vida e ambientes que podem influenciar a sua saúde e seu risco para a hipertensão arterial. Pressão arterial elevada pode ser executado em uma família, e seu risco para a hipertensão arterial pode aumentar com base na sua idade e sua raça ou etnia.

k) menopausa – pressão arterial geralmente aumenta após a menopausa. O início da menopausa está associado a alterações hormonais que tendem a causar ou estão associadas com pressão arterial elevada. Alterações hormonais relacionadas a menopausa em mulheres podem levar a ganho de peso e faz sua pressão de sangue mais reativos de sal em sua dieta. Além disso, alguns dos tipos comuns de terapia hormonal usada para a menopausa podem contribuir para aumentos nos níveis de pressão arterial.

I). falta de ou pouca vitamina D em sua dieta pode afetar uma enzima produzida por seus rins que regulam a pressão arterial, levando a pressão arterial elevada. Potássio afeta o equilíbrio de fluidos no corpo.

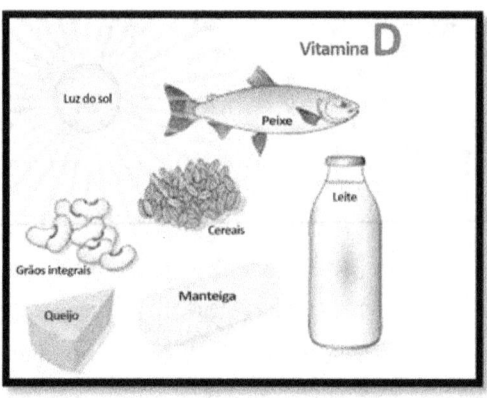

Fig.: Fonte de vitamina D

Ingestão insuficiente de potássio na dieta pode levar ao acúmulo de muito sódio nas células levando à retenção de líquido e causando hipertensão arterial. Potássio demais pode ser prejudicial, especialmente em pessoas com distúrbios renais. Doença renal crônica leva a pressão arterial elevada. Pessoas com doença renal são muito mais propensas a desenvolver hipertensão arterial, doença cardíaca, ou ter um AVC.

m) adrenal e distúrbios da tireoide são reconhecidos como causas da hipertensão secundária. Pessoas com hipotireoidismo têm duas vezes o risco maior de desenvolver hipertensão, em comparação com pessoas normais. Pequenas quantidades de hormônio da tireoide podem diminuir o batimento cardíaco que afeta a flexibilidade de parede bombeamento de força e vasos sanguíneos. Ambos levará a um aumento nos níveis de pressão arterial.

n) apneia do sono é uma condição de sono associada com pressão arterial elevada. Apneia do sono é caracterizada pela cessação da respiração devido a vias respiratórias do bloco.

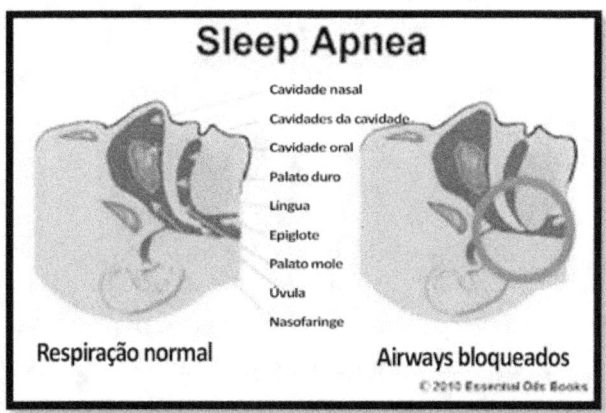

Fig.: Apneia do sono, uma condição de sono provoca pressão alta

Estes episódios de apneia produzem aumento da pressão sistólica e diastólica que mantêm os níveis médios de pressão arterial elevada durante a noite. Hipertensão também pode ser causada por alterações na estrutura causada por inflamação e estresse oxidante e função vascular e sistema nervoso simpático excesso de actividade.

ó) corrida – pressão arterial alta é mais comum entre a população negra, desenvolvendo frequentemente em uma idade mais adiantada do que em brancos. Complicações graves, tais como acidente vascular cerebral, ataque cardíaco e insuficiência renal também são mais comuns em negros. Outras pessoas em maior risco de hipertensão arterial são as pessoas do Sul da Ásia.

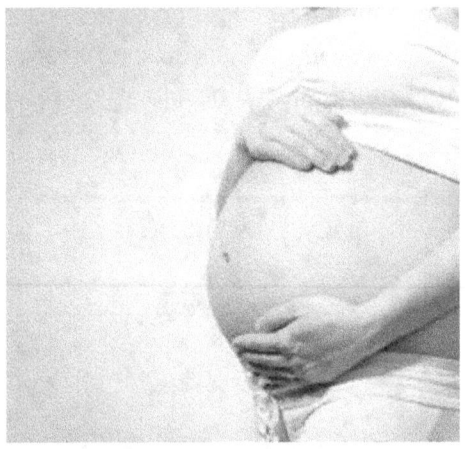

Fig.: Gravidez está ligado à pressão de sangue elevada

p) gestantes estão em alto risco de hipertensão arterial causa por fatores como sedentarismo, escolhas de estilo de vida pobre, por exemplo, tabagismo, idade materna, carregando mais de um bebê, excesso de peso, primeiras gravidezes de tempo e história prévia de hipertensão arterial.

q) as mulheres que tomam pílulas anticoncepcionais estão em alto risco de pressão alta. Pílulas anticoncepcionais e os dispositivos de controlo da natalidade hormonal contêm hormônios que podem aumentar sua pressão arterial em diferentes formas, tais como o estreitamento de vasos sanguíneos menores. A maioria de todos esses anticoncepcionais, patches e anéis vaginais vem com o aviso de que a pressão arterial elevada pode ser um efeito colateral.

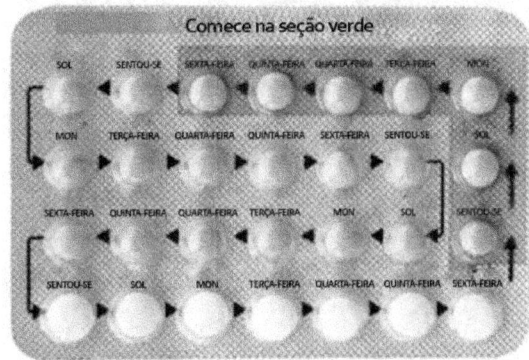

Fig.: anticoncepcionais

É importante que as mulheres falam com seus profissionais de saúde ao decidir tomar contraceptivos hormonais e conseguir checkups regulares para a tela para sérios problemas de saúde.

r) idade - o risco de hipertensão arterial aumenta à medida que as pessoas envelhecem. Como os idosos vivem mais, eles podem sofrer de uma ou mais doenças crônicas. Eles também podem ter um problema de saúde que pode levar a outra condição ou lesão, se não gerenciado corretamente.

Pressão arterial elevada

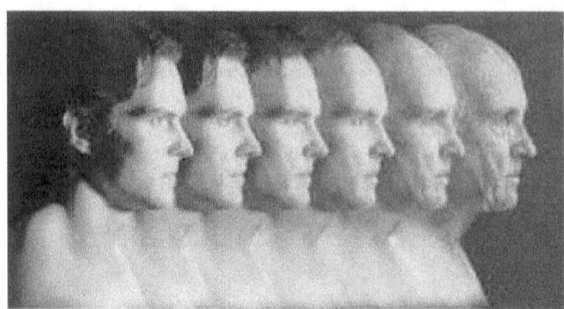

De cerca de 45 anos de idade, pressão arterial alta é mais comum em homens, Considerando que o risco de hipertensão arterial em mulheres tende a aumentar após a idade de 65 anos. O maior risco de pressão alta é em pessoas mais velhas que sofrem de obesidade, diabetes e doença renal crônica

s) medicamentos – há uma série de medicamentos que causam um aumento nos níveis de pressão arterial. Algumas destas drogas são drogas recreativas tais como cocaína e anfetaminas, a pílula contraceptiva oral combinada, medicação esteroide, alguns sem receita tosse e frios, remédios, drogas antiinflamatórias não-esteroides (AINEs), como ibuprofen e naproxen, remédios de ervas que contêm alcaçuz e antidepressivos de inibidor (SSNRI) de recaptação seletiva de serotonina-noradrenalina venlafaxina por exemplo.

Estes medicamentos podem mudar a maneira que seu corpo controla saldos líquidos e sal, outros podem causar vasos sanguíneos se contraiam, ou ainda outros podem afetar o funcionamento do sistema renina-angiotensina-aldosterona, levando a pressão arterial elevada.

Estas drogas devem ser evitadas ou usadas sob a orientação do seu médico após uma avaliação do seu estado de saúde.

Capítulo dois:

Como prevenir a hipertensão arterial

A prevenção da hipertensão arterial começa com uma série de atividades ou intervenções que cercam as escolhas de estilo de vida e a manutenção do peso corporal saudável.

A combinação das seguintes etapas vai colocar você no caminho para uma boa saúde que está livre da pressão de sangue elevada.

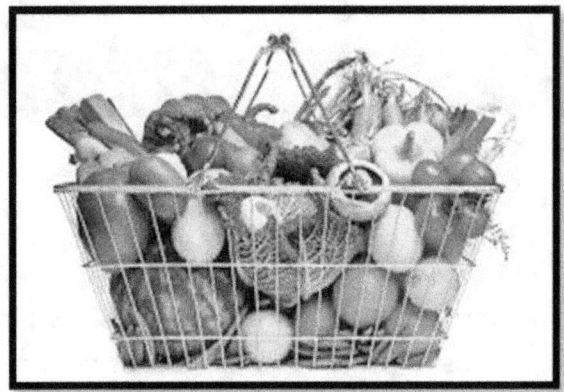

Figo: Escolhas de dieta saudável

Siga um plano de alimentação saudável que é caracterizado por uma dieta de vegetais verdes, frutas frescas, cereais integrais, leguminosas, rico de peixe em gorduras omega-3 e baixos gordo produtos lácteos. Alimentos a evitar incluem carne vermelha, alimentos açucarados e bebidas e óleo de coco.

- Limitar a ingestão de sal (sódio) no nível baixo, mas saudável para manter o corpo em um estado saudável. Isso significa que você escolhe e prepara alimentos que são mais baixos no teor de sal ou sem sal adicionado. Você também pode limitar o uso do saleiro na mesa de jantar.

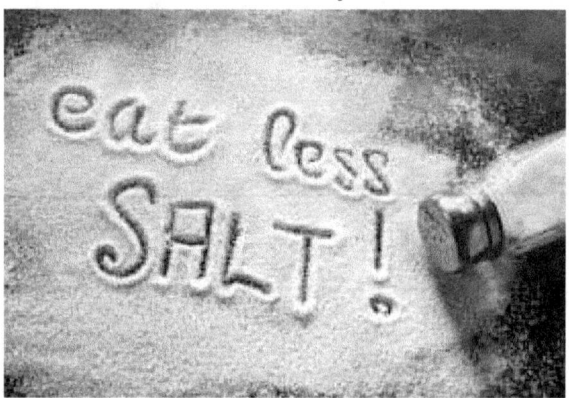

Fig: Comendo menores quantidades de sal irá impedir a pressão arterial elevada

No geral, o consumo de sódio não deve exceder 2300 mg por dia.

As abordagens dietéticas para parar os planos de hipertensão (DASH) são projetadas para pacientes com pressão arterial elevada. O traço comendo plano enfatiza que as pessoas consomem grãos integrais, frutas e legumes que são baixos em colesterol, gordura e sal. Também enfatiza a importância de um estilo de vida ativo.

- Stress gestão embora relaxando e criando a capacidade de lidar com problemas vai garantir a saúde física e emocional.

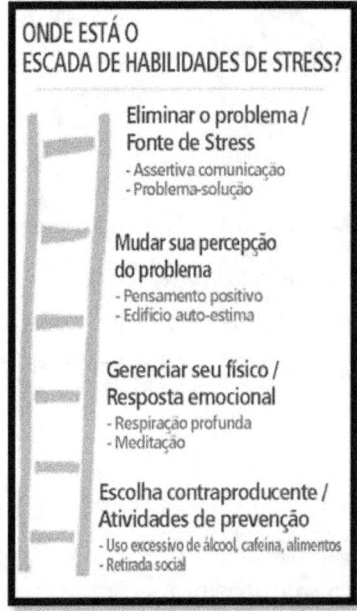

Fig.: Maneiras de lidar com o estresse

Métodos de redução de estresse podem incluir atividade física, relaxamento, ouvir música, praticar ioga e meditação.

- Ser e permanecer fisicamente ativo reduz o risco de pressão alta e outros problemas de saúde.

Pressão arterial elevada

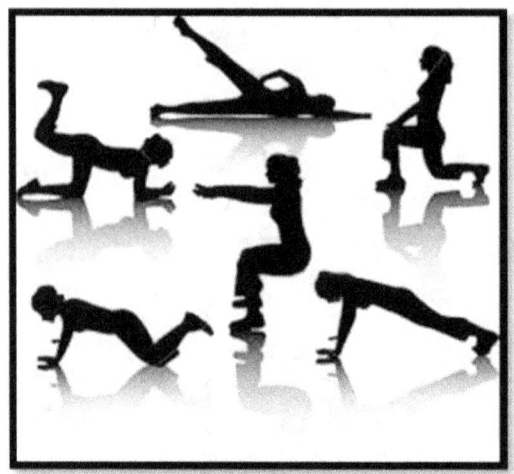

Fig.: Atividade física ajuda a manter a saúde do coração

Consulte o seu médico se é seguro para você se envolver em diferentes tipos de atividades físicas. O limite é para as pessoas a participar em exercícios aeróbios de intensidade moderada pelo menos 2 horas e 30 minutos por semana, ou exercícios aeróbicos de intensidade vigorosa pelo menos 1 hora e 15 minutos por semana.

- Manter o peso do corpo saudável é importante para o controle da pressão arterial elevada e para a redução do risco de doença cardíaca.

Pressão arterial elevada

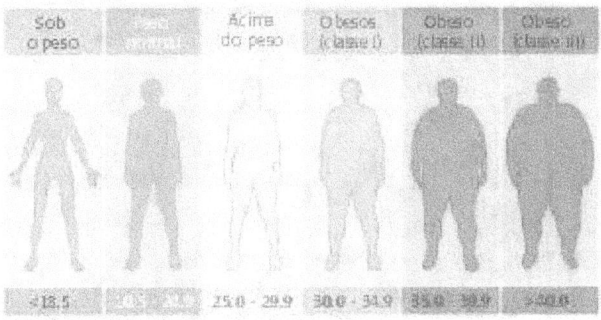

Fig: Maintaining a healthy BMI will keep high blood pressure at bay

Fig: Manter um IMC saudável vai manter a pressão arterial elevada na Baía

As pessoas que estão com sobrepeso ou obesidade devem tentar perder peso para melhorar fatores importantes, tais como pressão arterial, reduzir o colesterol LDL e aumentar HDL-colesterol.

O melhor indicador de estar com sobrepeso ou obesidade é o índice de massa corporal (IMC) que mede o peso em relação à altura. O intervalo saudável é um IMC entre 18,5 e 24,9 e qualquer coisa maior que 25 está com sobrepeso ou obesos.

- Ingestão de álcool deve ser limitado aos níveis recomendados por dia. Consumo excessivo de álcool aumenta os níveis de triglicérides, um tipo de gordura encontrado no sangue e também irá elevar os níveis de pressão arterial.

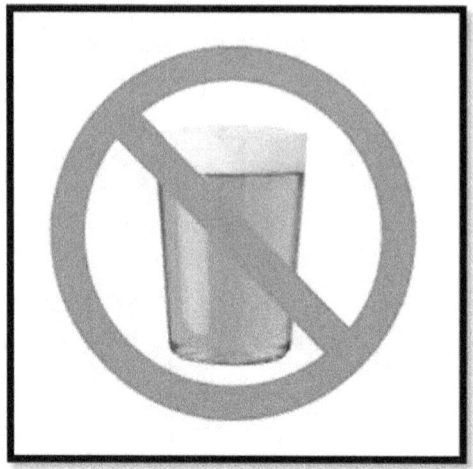

Fig.: Regular a ingestão de álcool

Álcool também contém quantidades excessivas de calorias, que levam ao ganho de peso e predispõe as pessoas a pressão arterial elevada.

O limite é que os homens não devem ter mais de duas bebidas que contêm álcool por dia, Considerando que as mulheres não devem ter mais de uma bebida contendo álcool por dia. Uma bebida representa 12 onças de cerveja ou 5 onças de vinho.

Capítulo 3

Dicas de culinária de baixo teor de sódio

Com a associação americana de Diabetes, indicando que a pessoa média está consumindo um equivalente de 3.400 mg de sódio por dia contra um recomendado 2300 mg por dia, é importante que as pessoas reduzir o consumo de sódio.

Consumo de sódio pode ser alcançado, diminuindo a quantidade de sódio na dieta. Dietas de baixo teor de sódio são particularmente importantes para as pessoas com hipertensão arterial e outras doenças do coração. Diminuindo a quantidade de sódio em sua dieta, os pacientes hipertensos irão efetivamente reduzir seu risco de derrame ou ataques cardíacos.

A maior fonte de sódio na dieta é os alimentos processados, bem como os alimentos preparados em restaurantes e outros restaurantes. Um pedaço grande de alimentos contêm muitas fontes ocultas de cálcio, o que torna difícil para as pessoas a fazerem escolhas saudáveis. As dicas a seguir será útil na tentativa de reduzir a quantidade de sódio nos alimentos.

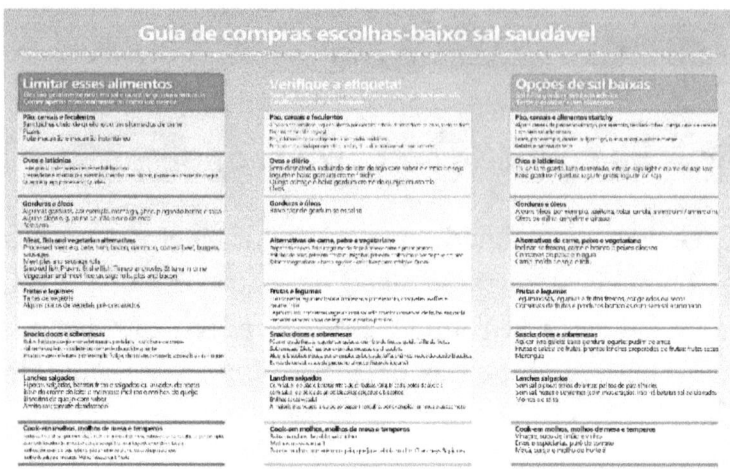

Fig.: Baixo guia de sal para cozinhar os ingredientes

Use alimentos frescos em vez de alimentos processados. Você deve incluir alimentos frescos, tais como feijões secos, sem sal e sementes, legumes e frutas em sua dieta para substituir o uso de alimentos processados.

Outros alimentos que podem ser incluídos em sua dieta são os grãos integrais como arroz integral, aveia, arroz selvagem, bulgur, quinoa e cevada grãos inteiros que não tenham sido preparados com sal.

Estas tentativas certamente ajudará a reduzir a ingestão de sódio e aumentar a qualidade totais de nutrientes das refeições preparadas. O restaurante refeições e alimentos processados devem ser gradualmente eliminados da dieta.

Cozinhar mais em casa para garantir que você está preparando uma refeição saudável. Comer fora é a maior causa de sódio carregando com como pouco como padrão leve pack de um cheeseburger, uma pequena porção de batatas fritas e carregar até 950 mg de sódio de refrigerante diet.

Cozinhando em casa, você tem mais controle sobre o que você vai preparar uma refeição e comer. Começa com a manutenção da despensa, frigorífico e o congelador está cheio de opções de baixo teor de sódio que ajudarão a preparar as refeições e até preparar refeições rápidas, quando o tempo é limitado.

Certifique-se de que você conhece os alimentos que contêm o maior teor de sódio. Isso ajudará a garantir que eles sejam evitados inteiramente ou eles são limitados em seu uso para preparar as refeições.

Os alimentos a evitar são alimentos enlatados, mistura de arroz, condimentos, snacks salty pretzels, por exemplo, alimentos em conserva, massas, refeições congeladas/preparado, queijo e carnes de deli que contém quantidades muito elevadas de sódio.

Para os alimentos embalados, verifique as etiquetas para o teor de sódio. O que procuras? Verifique o rótulo para a quantidade de sódio declarado no rótulo. Os alimentos livre de sódio contêm menos de 5mg de sódio por porção. Procure ingredientes tais como bicarbonato de sódio, cubos de caldo de carne, caldos e condimentos (por exemplo, mostarda, ketchup e molho barbecue), fermento em pó, amaciadores de carne, glutamato monossódico

(MSG), curativos, benzoato de sódio, molho de soja e experientes sais que são todos ricos em sal.

Estes alimentos devem ser usados em quantidades muito pequenas, se eles devem ser usados. Aliás, a maioria destes alimentos é pobre em nutrientes e deve ser evitada.

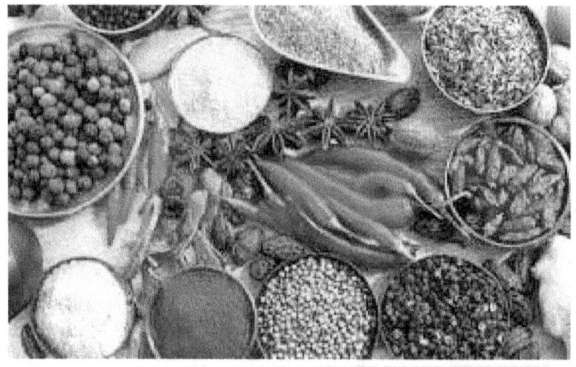

Fig.: Tempero alternativo que pode ser usado no lugar de sal

Aprender a sabor ou Tempere a comida com temperos além de sal. Muitas pessoas não sabem que você pode dar sabor a comida sem sal. Há realmente muitas opções disponíveis através do qual dar sabor a comida em casa.

Você pode tentar opções, tais como manjericão usado em vegetais e carnes magras, por exemplo, frango e peixe, pó de pimentão é bom para ensopados, secas tomilho, que também é bom para carnes e cominho. Outras opções de tempero grande são alecrim seco e fresco, alho, orégano seco, canela, cebola, salsa, hortelã fresca, gengibre e pimenta esmagada.

Pressão arterial elevada

Evitam as direções fornecidas em receitas para adequar a fazer um prato que é pobre em sódio. Portanto, se a receita pede uma pitada de sal, substitua-o com uma erva de escolha.

Reduza a ingestão de sódio, usando uma quantidade menor de sal na comida e, mesmo, removendo o saleiro da mesa de jantar. Sal contribui para cerca de dez por cento da ingestão total de sódio. O sal é um gosto adquirido que pode ser gradualmente reduzido a níveis saudáveis. Muitas vezes, uma redução de 25% na quantidade de sal usada na preparação de uma refeição vai passar despercebida.

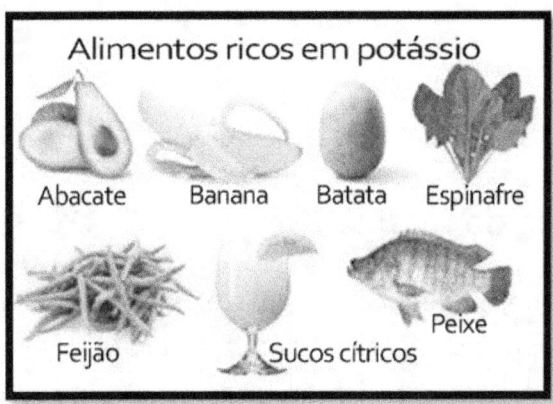

Fig.: Exemplos de alimentos de alto potássio e legumes

Coma uma quantidade elevada de frutos e produtos hortícolas, desde que eles são ricos em potássio, que ajuda a aliviar o impacto de sódio em pessoas predisponentes para problemas cardíacos como pressão alta. Os frutos ricos de potássio e legumes são as bananas, damascos secos, feijão, melão, laranjas, batatas e tomates.

Em conclusão, o sódio é um nutriente essencial requerido pelo corpo para numerosas funções... mas talvez o mais importante é manter o equilíbrio de água nas células do corpo. A necessidade diária de sódio de 500 miligramas deve sempre ser cumprida mas ingestão diária não deve exceder 2300mg.

Muito sódio é um problema mais fácil de corrigir do que muito pouco sódio no corpo. Portanto, todas as tentativas devem ser feitas para assegurar que o nível de sódio dietético diário recomendado.

Capítulo 4

Planeamento da refeição

Refeição de planejamento para as pessoas com pressão arterial elevada pode parecer uma tarefa árdua. Mas, sem dúvida, é uma medida que irá prolongar e preservar a qualidade de vida de poupança de saúde.

Pressão arterial elevada

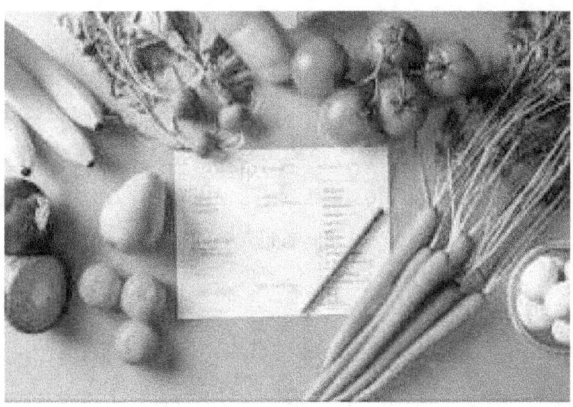

Fig.: Meticulosamente planejar suas refeições

Uma boa estratégia a adoptar durante a preparação de refeições que são nutricionalmente saudável e baixa no nível de sódio é o modelo da placa. Criando a placa permite que você escolha os tipos de comida que você quer e além de que permite que você tenha as porções recomendadas.

O modelo da placa é o mais adequado para os pacientes de hipertensão arterial em seus esforços para reduzir a ingestão de sódio e manter o peso corporal saudável. é caracterizada por uma grande quantidade de vegetais não-amiláceos que são ricos em nutrientes como o potássio que irá neutralizar os efeitos do sódio de outros tipos de alimentos. Metade do prato será preenchido com vegetais não-amiláceos como verdes, tomates e cenouras. Ervas e especiarias serão adicionados para dar sabor extra em vez de sal. Toda a comida deve ser preparada com métodos de cozimento saudáveis como assar, grelhar, cozinhar ou refogar.

O plano seguinte, composto por sete etapas irá definir-te no caminho para uma dieta saudável e baixo teor de sódio.

    i. com o uso da placa de jantar padrão, coloca uma linha no meio da placa. Em uma metade da placa, divida-o em dois para acabar com um total de três partes sobre a placa.

    II. Preencha a maior setor/seção com vegetais não-amiláceos, optando por produtos frescos.

    III. em uma das duas seções pequenas, coloque os grãos e alimentos ricos em amido que têm níveis baixos de sódio.

    IV. na segunda seção pequena, adicione suas proteínas saudáveis, optando por carnes magras como frango e peixe.

    v. Adicione uma porção de fruta para o plano de refeição.

    vi. escolha gorduras saudáveis em pequenas quantidades para cozinhar e em suas saladas.

    VII. para completar a refeição, adicione uma bebida de baixas calorias, como água, café ou chá sem açúcar.

Ao planejar as refeições, sempre tenha em mente que praticamente qualquer receita pode facilmente ser feita em uma receita de baixo teor de sódio. A primeira etapa de planejamento é conhecer e iniciar eliminando alimentos que contêm níveis extremamente elevados de sódio processados. Esses alimentos contêm altos níveis de sódio, que é usado como conservante.

- Comprar frutas frescas e legumes em vez de ir para os vegetais enlatados.

- Comprar aves frescos, peixe e carne em vez de variedades transformadas ou fumadas

- Cozinhe o arroz marrom em vez de tipos instantâneos ou aromatizados ou pre-processed.

- Cozinhar batatas assadas inteiro em vez de batatas instantâneas ou aromatizadas.

- Enxague conservas de alimentos, como atum para tirar o fluido de alta de sódio no qual elas são preservadas.

Outra etapa de planejamento é encontrar alternativa ao sal comum usado para adicionar sabor aos alimentos. Encontre um bom substituto degustação de sal que não contém sódio ou cloreto de potássio que carrega um gosto metálico. Usar temperos frescos, por exemplo, salsa, tomates, hortelã, alecrim, desde temperos perdem seu sabor ou pegar uma uma alteração de sabor quando eles começam a ficar velho. Você estará olhando para obter o máximo sabor natural do escolhido do tempero.

Capítulo 5

Pequeno-almoço

Pequeno-almoço de baixo teor de sódio deve ser a maneira de começar o dia para pacientes com pressão arterial elevada. As dietas são também a melhor maneira de começar o dia para adultos de meia idade, bem como os idosos que são de alto risco de pressão alta e outras doenças do coração.

A ideia geral é para limitar a inclusão de carnes processadas, manteiga e pratos salgados ovo que contêm uma quantidade elevada de sódio. Mudanças sutis para a preparação do café da manhã serão mais saudáveis e que contenham pequenas quantidades de sódio.

Escolha de variedades de baixo teor de sódio de carne ou fazer seu próprio café da manhã carne. As carnes processadas pequeno-almoço como salsicha e bacon contêm quantidades extremamente altas de sódio.

Evite os pão e cereais produtos vendidos na prateleira, pois eles contêm conservantes à base de sódio. Em vez disso, use farinha de aveia caseira, bem como fazer seus próprios doces caseiros e produtos assados sem adição de sal como um item de café da manhã.

Escolha a manteiga sem sal ou uso poliinsaturado e monoinsaturados óleos para preparar um café de baixo teor de sódio. Para produtos lácteos, use leite baixo gordura e baixo teor de gordura iogurte e queijo de baixo teor de sódio. Ovos devem ser preparados sem adição de sal, preferindo usar ervas e especiarias, como cebola e alho.

Finalmente, adicione a fruta fresca e vegetais frescos que são pobres em sódio para seu café da manhã. Incluem-se as fatias de frutas e legumes, como espinafre, smoothies, omeletes e panquecas para enriquecer seu café da manhã.

São exemplos de receitas o bom café da manhã:

Farinha de aveia do vovô Hubbard

Ingredientes

- 3/4 xícaras de água

- 1/4 xícara de açúcar mascavo

- 2 xícaras roladas de aveia

- 4 colheres de chá de manteiga

- 1 pitada de sal

- 4 colheres de sopa de leite

- 1/4 xícara de açúcar mascavo

- 1 xícara creme de leite não-

Direções

1. em uma panela média, aqueça a água para ferver. Reduza o fogo para baixo; Misture sal e aveia. Cozinhe até a aveia tem engrossado, cerca de 5 minutos.

2. Coloque 1 colher de chá de manteiga e 1 colher de sopa de açúcar mascavo no fundo de cada quatro servindo tigelas. Aveia colher em cada tigela e mexa até a manteiga e o açúcar são derretidos. Despeje 1/4 xícara de creme e 1 colher de sopa de leite sobre cada tigela. Top cada servindo com outra colher de sopa de açúcar mascavo. Sirva quente.

Tempo total gasto para preparar é 30 minutos

Bolinhos

Ingredientes

- 2 colheres de sopa de manteiga sem sal, gelada

- 1 xícara de farinha de trigo

- 3 ovos

- 1/4 colher de chá de sal

- 1 colher de sopa de manteiga, derretida

- 1 xícara de leite

Direções

1. pré-aqueça o forno a 220 graus C.

2. spray popover panela com antiaderente cozinhar spray. Coloque a panela na prateleira central do forno e aqueça por 2 minutos.

3. Misture a farinha, sal, ovos, leite e manteiga derretida até parece que o creme de leite, cerca de 1 a 2 minutos.

4. corte a manteiga gelada em 6 pedaços mesmo. Coloque 1 pedaço de manteiga em cada copo e lugar panela em forno até que a manteiga é borbulhante (cerca de 1 minuto).

5. Encha cada copo meio cheio com a massa e leve ao forno 20 minutos. Reduza o calor a 325 F (165 graus C) e asse por mais 15 a 20 minutos.

Tempo total gasto para preparar é 2 horas.

Capítulo 6

Almoço e jantar

O mesmo princípio de reduzir os níveis de ingestão de sódio que se aplica ao pequeno-almoço também se aplica ao almoço e jantar. As escolhas de comida feitas devem ignorar os alimentos processados que têm altas quantidades de sódio.

Aqui estão alguns exemplos de receitas de baixo teor de sódio que beneficiarão grandemente a pacientes com pressão arterial elevada.

Amigo hambúrguer

Servido com salada verde, o amigo hambúrguer pode fazer uma boa refeição para almoço ou jantar.

Ingredientes (6 porções)

- 3 dentes de alho, esmagado e descascados

- 1 colher de sopa picado salsa fresca ou cebolinho para guarnecer

- 2 cenouras médias, cortadas em pedaços de 2 polegadas

- 1 carne moída magra-90%

- branco 10 onças cogumelos, grandes cortadas ao meio

- 1 cebola grande, cortada em pedaços de 2 polegadas

- 8 onças integrais do cotovelo macarrão, (2 xícaras)

- 2 colheres de chá secadas tomilho

- 3/4 colher de chá de sal

- 2 colheres de sopa de farinha de trigo

- 1/4 colher de chá de pimenta moída na

- 1 14 onças pode caldo de carne reduzido teor de sódio, dividido

- 2 xícaras de água

- 2 colheres de sopa molho de Worcestershire

- 1/2 xícara creme de leite de baixo teor de gordura

Preparação

Tempo de preparação total = 1 hora e 20 minutos

Eu usando um processador de alimentos, equipado com um acessório de lâmina de aço, picar finamente o alho antes de adicionar as cenouras e os cogumelos até que eles são finamente picados. A cebola e o pulso em seguida são picados.

II carne Cook em uma frigideira grande e lados rectos ou panela de pressão em fogo médio-alto, quebrando-o com uma colher de madeira. Misture os legumes picados, tomilho, sal e pimenta e cozinhe até os legumes começarem a amolecer e os cogumelos solte seus sucos.

III, agitando, adicione a água, 1 1/2 xícaras de caldo, macarrão e molho inglês; leve para ferver. Cobrir a frigideira; Reduza o fogo para médio e cozinhe, mexendo ocasionalmente até que a massa esteja macia. Levará 8 a 10 minutos.

IV, misture a farinha com a restante 1/4 xícara de caldo em uma tigela pequena e adicioná-lo na mistura, agitando de hambúrguer. Misture o creme de leite e deixe ferver até que o molho engrosse. Sirva polvilhado com salsa.

Frango e sopa de espinafre com Pesto fresco

Ele faz uso de uma mama de frango desossada e sem pele, bem como espinafre e feijão enlatado.

Ingredientes para 5 pessoas

- 1 grande desossado sem pele frango mama cortadas em quartos

- 5 xícaras caldo de frango reduzido teor de sódio

- 2 colheres de chá mais 1 colher de sopa de azeite de oliva extra virgem

- 1/2 xícara de cenoura ou pimentão vermelho cortado em cubinhos

- grandes 1 dente de alho, picado

- 1 lata de 15 onças cannellini feijão ou feijão do Norte grande, lavado

- 1 1/2 colheres de chá secadas de manjerona

- 6 onças de espinafre, picado grosseiramente

- Moída pimenta a gosto

- 1/4 xícara de queijo parmesão ralado

- folhas de manjericão fresco 1/3 xícara levemente embalada

Preparação

Tempo de preparação total = 1 hora

i. Aqueça 2 colheres de chá o óleo em uma panela grande ou panela de pressão em fogo médio-alto. Adicione o pimentão/cenoura e frango; cozinhe, mexendo frequentemente e virar o frango, até que comece a dourar.

II. Adicione o alho enquanto mexendo e deixe cozinhar por 1 minuto. Depois, misture o caldo e manjerona e trazê-lo para ferver em fogo alto. Reduza o fogo e cozinhe por cerca de 5 minutos, mexendo ocasionalmente até que o frango esteja bem cozido.

III. com uma escumadeira, retire os pedaços de frango e deixe-os esfriar sobre uma placa de corte limpo. Adicione o espinafre e o feijão para a panela e leve para ferver suave. Cozinhe por 5 minutos para misturar os sabores.

IV. Combine o restante 1 colher de sopa de óleo, parmesão e manjericão em um processador de alimentos e o processo, adicionando um pouco de água e raspando as laterais, conforme necessário, até formar uma pasta grossa.

v. corte o frango em pedaços pequenos. Misture o pesto e frango na panela. Tempere com pimenta e cozinhe até ficar bem quente.

Capítulo 7

Sobremesa

As receitas a seguintes irão criar boas sobremesas que são mais adequadas para pacientes hipertensos.

Manteiga de amendoim & Pretzel trufas

As trufas de manteiga de amendoim-pretzel são apenas a melhor escolha para saciar o desejo por sabores doces e salgados.

Ingredientes para 20 pessoas

- 1/2 xícara de crocante natural manteiga de amendoim

- 1/2 xícara leite chocolate chips

- 1/4 xícara finamente picada salgada pretzels

Preparação

Tempo de preparação total = 2 horas e 15 minutos

i.   Misture a manteiga de amendoim e pretzels em uma tigela pequena. Então, relaxe por 15 minutos no congelador para torná-lo firme.

II.   Enrole a mistura de manteiga de amendoim em 20 bolas (aproximadamente 1 colher de chá de cada). Coloque em uma assadeira forrada com papel de cera e congelar até muito firme por cerca de 1 hora.

III.   Retire as bolas de gelado e role-os no chocolate derretido. Leve à geladeira até que o chocolate é conjunto, cerca de 30 minutos.

Chips Kale

Ingredientes para 4 pessoas

   • 1 couve de grande grupo, caules duros removidos e as folhas em pedaços.

   • 1 colher de sopa azeite virgem extra

   • 1/4 colher de chá de sal

Preparação

Tempo de preparação total = 50 minutos

i.   posição de racks em terço superior e o centro do forno e pré-aqueça o forno a 400° F.

II.   em uma tigela grande, polvilhe a couve com azeite e polvilhe com sal. Usando as mãos, massagem, o óleo e o sal sobre as folhas de couve para revestir uniformemente. Preencha grandes assadeiras aros com uma camada de couve, certificando-se que as folhas não se sobreponham.

III.   Asse até que as folhas estão nítidas, 8 a 12 minutos no total.

Capítulo 8

40 super alimentos que naturalmente irão diminuir a sua pressão arterial

Pressão arterial elevada pode ser abordada através de um número de métodos que incluem relaxamento, fazer exercícios regularmente, dormir mais, tomar medicamentos diariamente e mudar os hábitos alimentares.

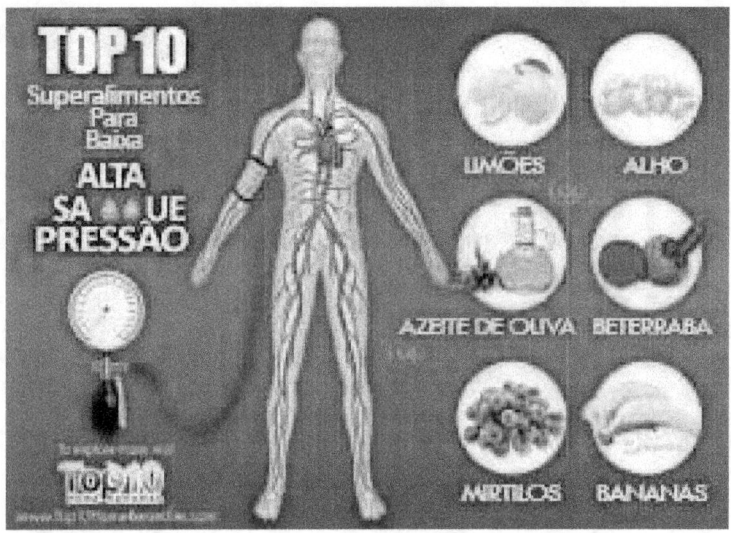

Fig.: Alguns dos superalimentos para ajudar a controlar a pressão arterial elevada

Alterando os hábitos alimentares é talvez o mais difícil de todos. No entanto, deve ser feito para melhorar sua saúde cardiovascular e para aumentar a vida útil. Existem inúmeros alimentos que podem ajudar a reduzir a pressão arterial naturalmente.

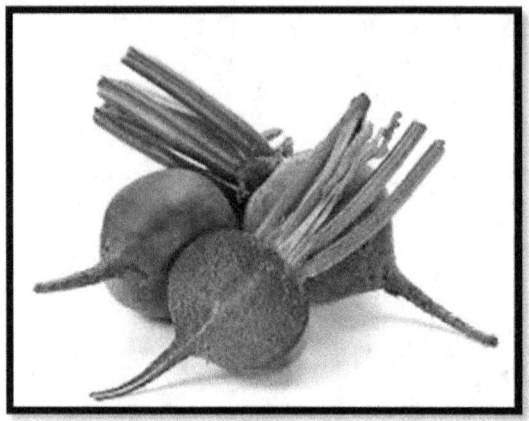

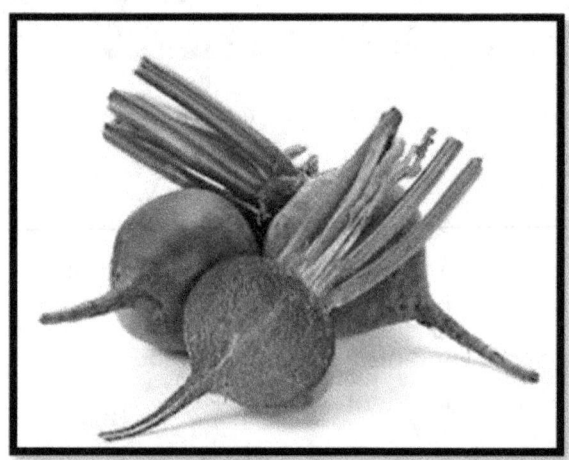

1. a beterraba contém nitratos e nitritos, que podem ser convertidos em óxido nítrico no corpo. Óxido nítrico sinaliza as células nas paredes das artérias para relaxar e amaciar. O efeito é que ele melhora a vasodilatação e reduz a pressão arterial.

2. iogurte é uma boa fonte de nutrientes, como potássio, magnésio e cálcio que permitem que você mantenha sua pressão sob controle.

3. alho contém alicina, um composto que reduz significativamente a pressão arterial elevada de enxofre. Um estudo indicou que o alho é tão eficaz como medicamentos prescritos após 24 semanas.

4. os peixes óleo contém ácidos graxos ômega-3 que são extremamente benéficos para a saúde do sistema cardiovascular humano. As gorduras ômega 3 foram encontradas para eficaz só visto em pessoas com hipertensão existente.

5. castanha de caju e amêndoas são ricas magnésio protegerá contra a pressão arterial e complicações associadas.

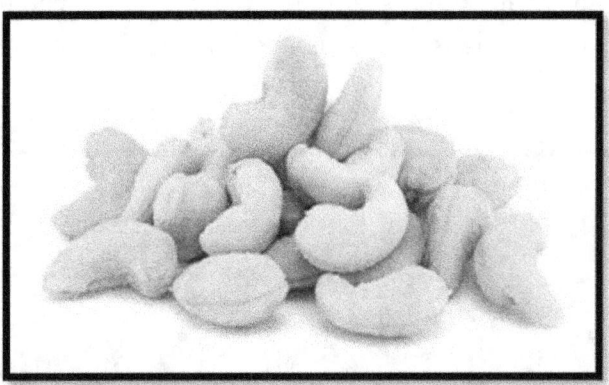

Fig.: caju

Numerosos estudos têm demonstrado que substituindo a falta de magnésio grandemente reduz a pressão arterial elevada.

6. couve é ainda outro superalimento e é carregado com vitaminas, minerais, antioxidantes e outros compostos conhecidos para ajudar a prevenir a doença. Kale é particularmente rica em ambos magnésio e potássio, uma combinação que fortemente ligada para baixar os níveis de pressão arterial em hipertensão arterial.

7. Stevia, um adoçante natural contém o esteviosídeo composto ativo que foi encontrado para diminuir a pressão arterial sistólica por 8,1% e pressão arterial diastólica em 13,8% após três meses em estudo participantes que tinham pressão alta.

8. cúrcuma contém um ingrediente ativo chamado curcumina que tem efeitos anti-inflamatórios potentes no corpo.

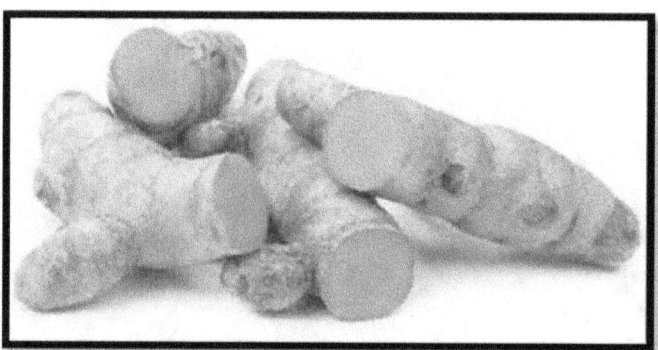

Fig.: Cúrcuma contém curcumina que protege contra pressão alta

Pressão arterial elevada

A curcumina foi encontrada com êxito, melhorar os níveis de fluxo de sangue semelhante de pessoas que exercem três vezes por semana. Os benefícios da curcumina na circulação sanguínea e pressão arterial estão relacionados ao óxido nítrico, semelhante ao que temos observado com beterraba.

9. o chá verde é carregado com antioxidantes e compostos poderosos. Um tal composto é catequina que melhora a circulação sanguínea e pressão arterial. Consumir duas xícaras de chá verde todos os dias, levará a um aumento de 40 por cento de diâmetro arterial efetivamente reduzir a pressão arterial.

10. tomates foram mostrados por meio de pesquisas para ajudar com problemas de pressão arterial. É melhor comer tomates perto cru, sem muito processamento ou cozinhar para tirar o melhor proveito deles.

11. verde café mantém ácido clorogénico, que tem um curto prazo beneficiar em ajudar o fluxo sanguíneo. Um estudo mostra que café verde reduz a frequência cardíaca e pressão arterial em cerca de 8 por cento, e este é mantido somente por 12 semanas.

12. espinafre é outro vegetal que é embalado com nutrientes e antioxidantes que ajudam o corpo a reparar danos causados por estresse.

13. azeite virgem extra é talvez o óleo mais saudável do mundo. É rico em gorduras monoinsaturadas coração-amigáveis e antioxidantes fenólicos.

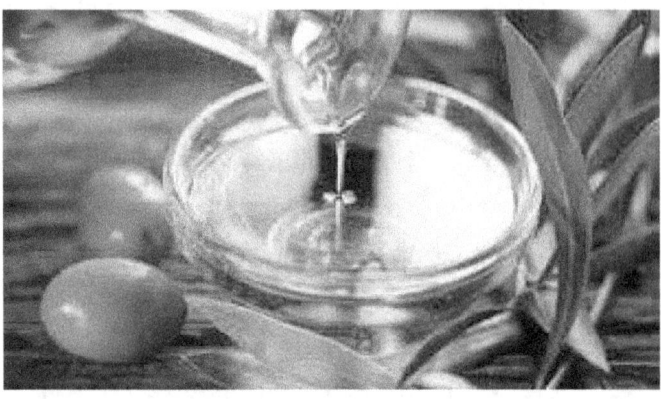

Fig.: azeite de oliva protege contra doenças do coração

O óleo reduz ataques cardíacos, derrames e morte por um escalonamento de 30 por cento. Azeite de oliva, portanto, poderia cortar a necessidade de medicamentos para pressão arterial.

14. chá de hibisco também conhecido como roselle chá ou chá amargo contém antocianinas e é comprovada para reduzir a pressão arterial elevada. Um estudo revelou que consumir um copo grande de chá de hibisco, antes de café da manhã todos os dias durante 4 semanas está associado com redução de 11% na redução de pressão sistólica e 12,5% na pressão arterial diastólica.

15. passas são um fantástico lanche entre as refeições. Uvas passas tem uma elevada quantidade de potássio

que é bom para o coração. Para colher os benefícios de saúde máxima do potássio, coma as passas crus e naturais sem adição de açúcares.

16. Romãs são uma boa fonte de nitratos relaxante artéria pode reduzir a pressão arterial e melhorar outros marcadores de saúde do coração.

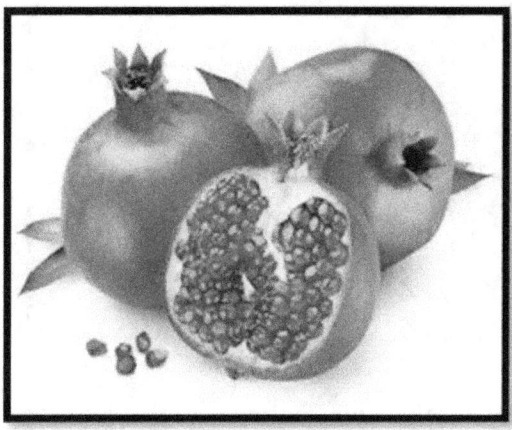

Fig.: Romãs ajudam a relaxar as artérias

Artérias descontraídas são macias e elástica, portanto, eles não causam resistência ao fluxo sanguíneo. Tomar suco de romã diariamente por 2 semanas marcadamente pode reduzir a pressão arterial sistólica e diastólica.

17. batatas e batatas doces são ricas em potássio, que trabalha em conjunto com o sódio para regular a atividade elétrica do coração. Estudos realizados indicam que a ingestão de potássio aumento reduz

significativamente a pressão arterial, exceto para aqueles com doença renal crônica.

18. cogumelos contêm um ingrediente ativo chamado ergothioneine, um poderoso antioxidante que ajuda a proteger as células arteriais dos danos oxidativos.

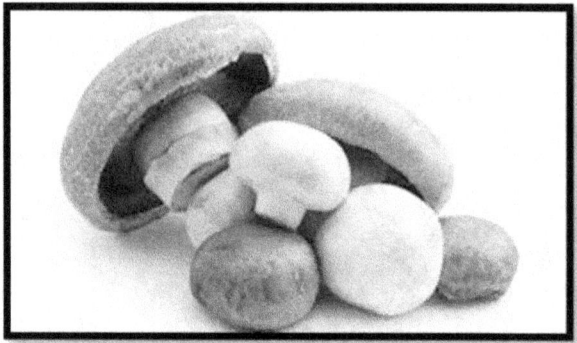

Fig.: Cogumelos contenham ergothioneine que impede que a pressão arterial elevada

Ergothioneine aparece para proteger e preservar o óxido nítrico, que é fundamental para a pressão e circulação sanguínea saudável.

19. dark chocolate conter flavanols que ajudam a inibir a enzima (ACE), assim, reduzindo a pressão arterial conversora. Os chocolates muito escuros (com até 85% cacau) contêm 25 a 40 gramas de flavanols.

20. fermentados alimentos contêm uma vitamina não é tão comum chamado menaquinona ou vitamina K2 que melhora a saúde vascular. Os alimentos

com a maior quantidade de vitamina K2 são produtos de origem animal, tais como produtos lácteos, carne e as gemas, bem como alimentos fermentados, como chucrute, natto e missô. Vitamina K2 inibe a progressão da rigidez arterial, que por sua vez preserva a saúde cardiovascular.

21. os alimentos fermentados também fornecem as bactérias do intestino com probióticos. As bactérias do intestino saudável têm sido associadas para diminuir a pressão arterial através de uma regulação renal.

22. arenque, salmão e outras espécies de peixes gordos são bons para o coração pois são boas fontes de coenzima Q10 (CoQ10) também conhecidas como ubiquinona. Ubiquinona é um antioxidante e é bom para as células que estão envolvidas com o fluxo de sangue, portanto, levando a níveis de pressão de sangue saudável. Estes tipos de peixes também são boas fontes de gorduras ômega 3 e potássio, que são bons para o coração.

23. Spirulina é azul - verde tipo de alga que cresce em água doce e salgada foi mostrado para diminuir a tensão arterial.

Pressão arterial elevada

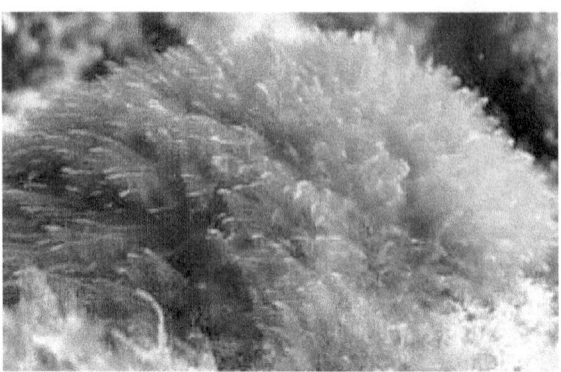

Fig: Spirulina is a superfood and is known to protect against heart disease

Fig.: Spirulina é um superalimento e é conhecido por proteger contra doenças cardíacas

Spirulina contém altos níveis do sinalização molécula óxido nítrico que ajuda a melhorar a saúde cardiovascular e prevenir a hipertensão arterial. Spirulina, portanto, pode ser usado por pessoas com pressão arterial elevada para diminuir a pressão arterial.

24. maçãs contêm altos níveis de proantocianidinas oligoméricas (OPCs) que são capazes de ajudar a circulação de sangue saudável, para impulsionar a saúde das veias e reduzir os níveis de pressão arterial. Um bom exemplo dos OPCs é quercetina que reduz a pressão arterial.

25. cebolas também são boas fontes de proantocianidinas oligoméricas que podem ajudar

pacientes hipertensos para diminuir a pressão arterial. As cebolas podem ser combinadas com outros alimentos como alho e azeite de oliva que também são coração saudável e apoiar a circulação sanguínea saudável.

26. ameixas secas são um bom alimento natural para manutenção de níveis saudáveis de pressão sanguínea. Ameixas secas são conhecidas para reduzir os níveis de colesterol ruim, reduzindo eficazmente a pressão arterial.

27. o Natto é um produto de soja fermentada que aparece como o queijo. A soja é primeiro é fervida e depois fermentada com Bacillus subtilis natto e pode ser servido com alimentos como saladas e repolho. Nattokinase o ingrediente ativo em natto é um natural remédio para pressão arterial elevada. No entanto, pessoas que foram colocadas em Coumadin, um medicamento de afinamento do sangue não devem consumir natto.

28. semente de linhaça pode ser esmagado e consumido juntamente com cereais de pequeno-almoço para manter os níveis saudáveis de pressão sanguínea.

Fig.: Semente de linhaça é bastante útil no gerenciamento de pressão arterial

Semente de linhaça contém dois tipos de ácidos graxos essenciais nomeadamente as gorduras ômega-6 e ácido alfa linolênico, o precursor para gorduras omega-3.

29. abacates contêm as gorduras monoinsaturadas saudável como as gorduras ômega-3 que estimulam a produção de óxido nítrico. Óxido nítrico mantém as artérias dilatadas corretamente e neutraliza o efeito vasoconstritor do estresse que pode causar hipertensão arterial.

30. batatas contêm um composto conhecido como kukoamine que potencialmente pode reduzir a pressão arterial.

31. wakame, um tipo de alga popular em Japão é bom para a saúde do coração.

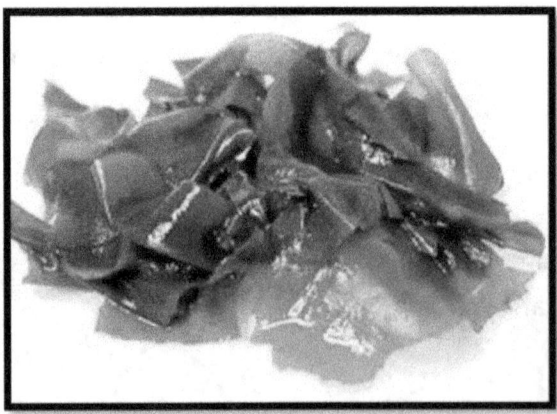

Fig.: Wakame é comum no Japão e é útil para pessoas com hipertensão

Isso foi indicou que tomar cerca de 3 gramas de wakame seca durante um período de quatro semanas ajudou a reduzir a pressão arterial sistólica por até 14 pontos e pressão arterial diastólica por até 5 pontos.

32. Ecklonia cava, uma alga comestível de vermelho-marrom asiática, descobriu-se que contêm compostos de plantas naturais que ajudam a dilatar os vasos sanguíneos e age como um remédio natural para a pressão arterial elevada.

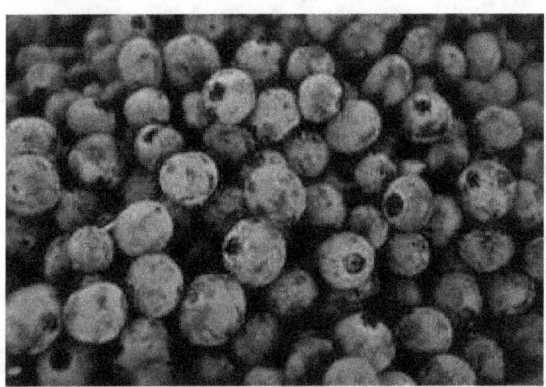

33. Blueberres têm altos níveis de antioxidantes que realmente ajuda a saúde do coração e a pressão de sangue saudável. Mirtilos podem ser uma opção de café da manhã bom para pessoas com pressão arterial elevada.

34. feijões verdes são uma boa fonte de vitamina C, fibras e potássio, todos os quais são bons para o seu coração e irão diminuir a sua pressão arterial.

35. as cenouras são uma boa fonte de antioxidantes e potássio, que são os dois principais apoiantes dos níveis de pressão arterial normal.

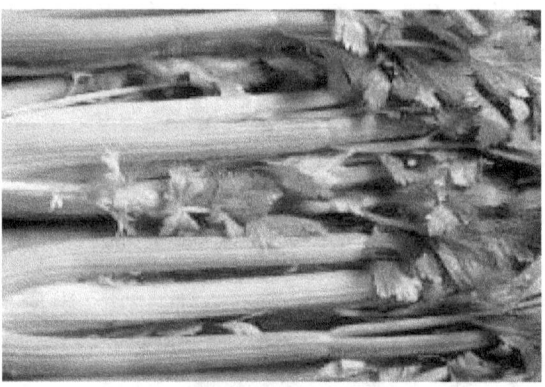

36. aipo contém apigenina que tem propriedades que promovem relaxamento dos vasos sanguíneos e redução da pressão arterial. Aipo em todas as suas formas, portanto, atuará como um remédio natural para a pressão arterial elevada.

37. as ervilhas são uma boa fonte de vitaminas e ácido fólico, fornecendo suporte cardiovascular global, tornando-os um alimento perfeito para evitar a pressão alta.

38. o mamão é uma fonte incrível de vitamina C, aminoácidos e potássio que contribuem para um coração saudável e menores níveis de pressão arterial.

39. frutos de kiwi podem ajudar a manter a pressão arterial de tornar-se um problema.

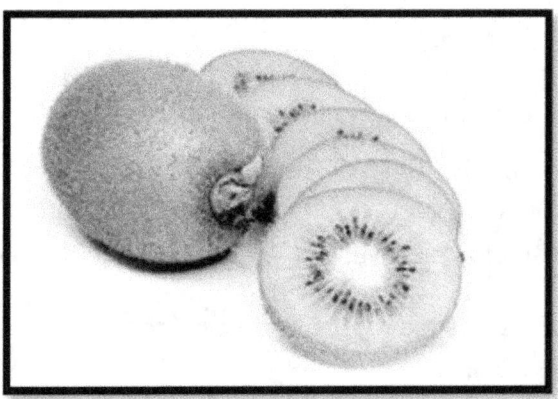

Fig.: Kiwis tem inúmeros benefícios, incluindo prevenção a hipertensão

A pesquisa mostrou que comer três Kiwi um dia irá proteger indivíduos de pressão alta.

40. a melancia é uma fruta maravilhosa e contém L-citrulina, que ajuda a relaxar as artérias, levando a baixar os níveis de pressão arterial.

41. a batata doce contêm glutationa, um antioxidante que pode proteger contra a hipertensão arterial, ataque cardíaco e derrame.

Capítulo 9

Bônus Juicing receitas

Fazendo uso dos superalimentos juntamente com outras frutas e legumes nutritivos, pacientes hipertensos podem beneficiar de receitas de sucos naturais que baixa a pressão arterial e prevenir a doença de coração adversa.

A seguir é bons exemplos de juicing receitas que baixa a pressão arterial.

Suco de maçã beterraba aipo

Ingredientes

- 1 beterraba

- 4 talos de aipo

- Metade um gengibre polegadas

- 1 maçã pequena

Direções

i. Lave todos os legumes.

II. manter a pele na maçã e vegetais, tanto quanto possível.

III. suco e desfrutar.

Supremo de antioxidante

Ingredientes

- 1 copo de mirtilos frescos

- 1 copo (aproximadamente 5) morangos frescos

- 2 copos descascado e picado em manga

- 1/4 xícara de água

Preparação

i. combine os mirtilos, morangos, manga e água no liquidificador.

II. mistura enquanto raspadas ocasionalmente os lados até ficar homogêneo.

III. coe o suco e, se desejado, fina com água adicional.

IV. leve à geladeira até 2 dias (agitar antes de servir).

Nascer do sol de cúrcuma

Ingredientes

- 2 maçãs médias

- 3 cenouras médias

- 3 grandes talos de aipo

- 1 dedo de gengibre

- 2 limões (descascados)

- 2 peras médias

- 6 dedos de raiz de cúrcuma

Preparação

Processe todos os ingredientes em um espremedor, shake ou agitar e servir.

Capítulo 10

Técnicas de relaxamento

Técnicas de relaxamento fazem parte das formas naturais através do qual as pessoas podem gerir pressão arterial elevada. As pessoas podem explorar estas técnicas para ajudá-los a relaxar e lidar com o estresse.

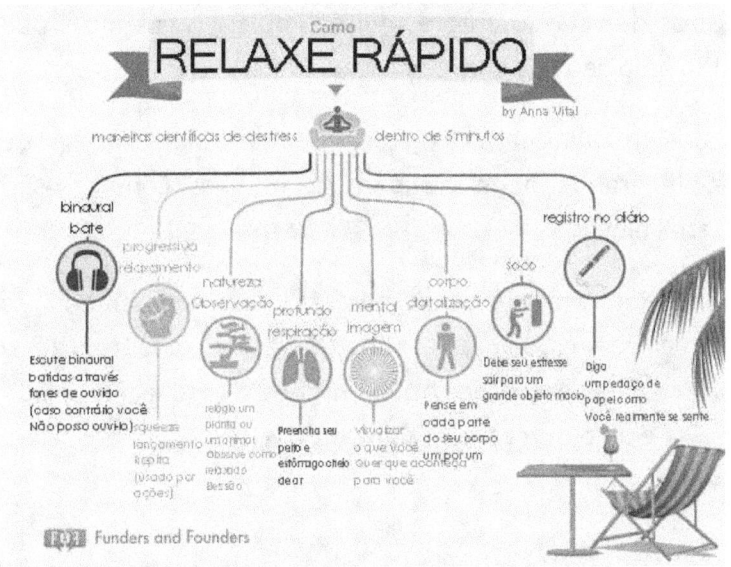

Fig: Técnicas de relaxamento que ajudarão a tirem o estresse e mantêm a pressão sanguínea de saúde

Estresse é das principais causas de vasoconstrição e hipertensão arterial. Técnicas de relaxamento, normalmente, ajudar as pessoas a lidar com o stress diário e com o estresse causado por outros problemas de saúde como dor.

Deve-se lembrar que as técnicas de relaxamento não são apenas sobre a apreciação de um hobby ou paz de espírito. Relaxando, pessoas beneficiar-se de um processo que diminui os efeitos do estresse sobre o corpo e a mente.

Técnicas de relaxamento são gratuito ou baixo custo e podem ser feitas em qualquer lugar. Aprender as técnicas básicas de relaxamento é muito simples. As técnicas não estão associadas a grandes riscos.

Temos um olhar para as técnicas de relaxamento que pode ser de grande benefício para as pessoas com pressão arterial elevada.

- Relaxamento autógeno faz uso de ambas as imagens visuais e conscientização para reduzir o stress do corpo. Autógeno neste caso significa que é algo que vem de dentro de você.

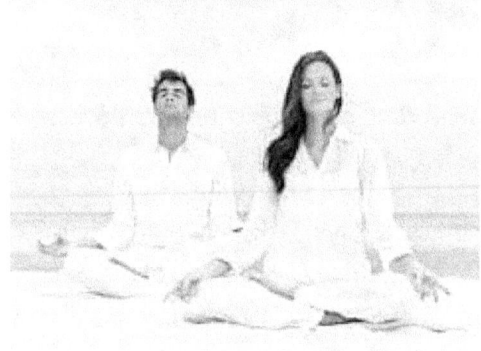

Fig: Autogenic breathing exercises

Figo: Exercícios de respiração autógeno

Uma ilustração de como funciona a técnica é imaginar um ambiente sereno e bonito e focando-se em seguida controlado, relaxar a respiração. Você pode repetir palavras ou sugestões você ter criado em sua mente a relaxar e a reduzir a tensão muscular. Os efeitos são que o ritmo cardíaco abranda e se sente sensações físicas diferentes, tais como relaxantes de cada braço ou perna um por um.

- Visualização envolve a formação de imagens mentais que vai inaugurar a você em um lugar tranquilo, calmante ou situação.

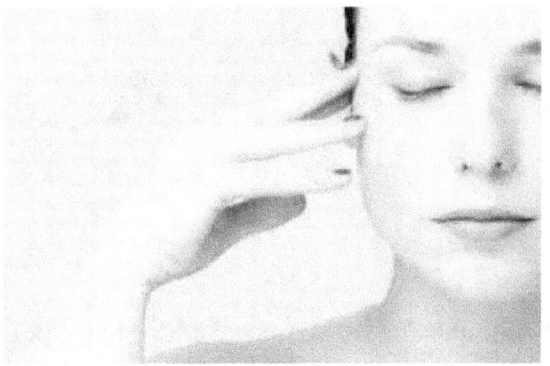

Fig.: Técnicas de visualização trazem paz de espírito

É recomendável que durante a visualização, você deve tentar usar como muitos sentidos que puder, incluindo os sentidos do cheiro, som, visão e toque. Por exemplo, quando você imagina relaxante pelo oceano, pense sobre o cheiro de água salgada do oceano, o som de quebrar as ondas e o calor do sol na sua pele.

- Meditação é a prática de focar um objeto ou de um único ponto de consciência.

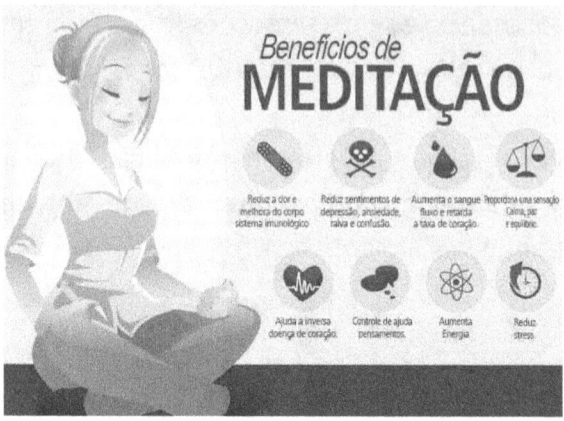

Fig.: Benefícios da meditação incluem melhorar o fluxo sanguíneo

A prática regular da meditação pode dar você calmo e unicidade, quietude de espírito, paz interior, felicidade e estabilidade emocional, maior clareza, melhor concentração e foco, aumento de vitalidade e rejuvenescimento, melhora da memória e capacidade de aprendizagem.

Meditação diminui os efeitos negativos do estresse, ansiedade e depressão. Ao fazê-lo, meditação leva a uma redução da probabilidade de experimentar qualquer coração doenças relacionadas.

• Yoga é uma disciplina comum que permite que pessoas de meditação prática, bem como exercício.

O tipo de yoga que você optar por prática é inteiramente uma preferência individual.

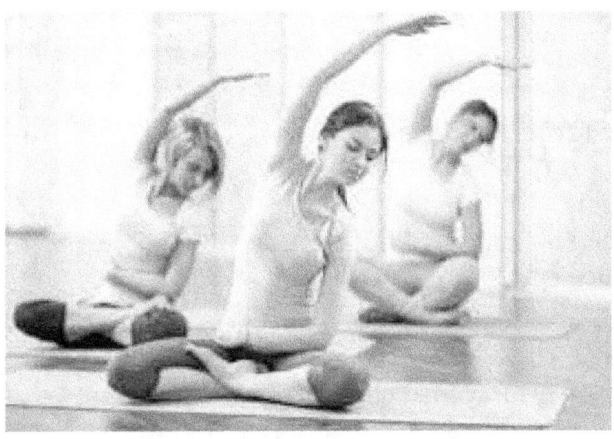

Figo: Yoga é tanto um tipo de relaxamento e exercícios que beneficia o sistema cardiovascular

As diferenças estão na verdade que alguns consideram as posturas mais Considerando que outros se movem através das posturas mais rápidas. Algum foco de estilos no alinhamento do corpo, os outros são diferentes no ritmo e seleção de posturas, meditação e realização espiritual.

Portanto, você deve escolher o estilo de Yoga dependente de necessidades psicológicas e físicas individuais. No nosso caso, estilos de ioga que se concentram em ajudar gerenciar a pressão de sangue elevada.

Outros tipos de técnicas de relaxamento são:

Pressão arterial elevada

- Biofeedback

- Hipnose

- Massagem

- Respiração profunda

- Tai chi

- Música e arte terapia

Em geral os benefícios do relaxamento para os pacientes de hipertensão arterial incluem:

a) reduzindo a pressão arterial

b) abrandar o seu ritmo cardíaco

c) a diminuição atividade dos hormônios do estresse

d) aumento do fluxo sanguíneo para os músculos grandes

e) diminuindo sua taxa de respiração

Ver os livros mais de

ARNOLD YATES

Musculação: Como facilmente construir músculos e manter permanentemente em massa: 10 X seus resultados e construir o físico que você deseja.

Dieta de Atkins: Perder peso e me sinto ótimo, contém dicas e receitas

Exercícios de relaxamento para iniciantes: um guia de iniciantes para treinamento do peso de corpo

Conclusão

Pressão arterial é talvez o melhor indicador de saúde cardiovascular em geral. Pessoas com pressão arterial elevada são frequentemente em um risco significativamente maior de danos às artérias, que pode causar ataque cardíaco, insuficiência cardíaca, acidente vascular cerebral e doença renal crônica.

Gerenciar e prevenir a hipertensão arterial não não uma opção. As duas tarefas ligar para compreender as causas e tomar decisões inteligentes sobre fatores sob seu controle.

A medida mais eficaz e sustentável para a prevenção e gestão de hipertensão é através de mudanças de estilo de vida. No entanto não é uma tarefa fácil, em comparação com estourando uma pílula.

Pressão arterial elevada

Talvez, o mais importante é que você deve encontrar a motivação pessoal e a determinação necessária para ver com as mudanças do estilo de vida necessário. É melhor prevenir do que remediar.

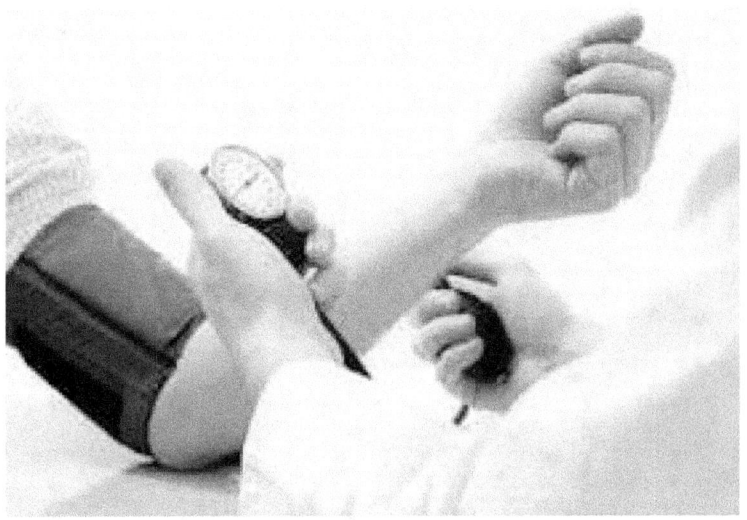

Fig: Verificações de pressão de sangue Regular ajudará a evitar pressão alta

Por fim, visitas regulares ao seu médico irão garantir o diagnóstico precoce e a gestão da pressão arterial elevada. As visitas ao médico devem ser feitas mesmo se você se sente geralmente saudáveis. O médico vai ajudar a identificar fatores de risco na situação que você não tem a doença e recomendar mudanças de estilo de vida para evitar o aparecimento. Lembre-se que a pressão arterial alta também é referida como o assassino silencioso desde que passe despercebida por muito tempo.